SUR LA

FABRICATION DU PHOSPHORE

ET DES

ALLUMETTES PHOSPHORÉES A LYON.

RAPPORT

AU CONSEIL D'HYGIÈNE PUBLIQUE ET DE SALUBRITÉ

Par A. GLÉNARD,

Docteur en médecine, secrétaire du Conseil,
Professeur de chimie à l'École de médecine de Lyon, etc.

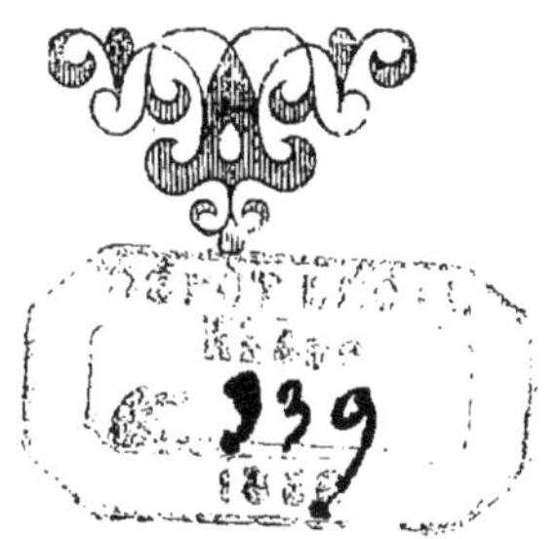

LYON.

IMPRIMERIE D'AIMÉ VINGTRINIER,
QUAI SAINT-ANTOINE, 36.

1856.

SUR LA

FABRICATION DU PHOSPHORE

ET DES

ALLUMETTES PHOSPHORÉES A LYON.

Parmi les questions si nombreuses et si variées qu'embrassent dans leur étude les conseils d'hygiène publique et de salubrité, il en est peu d'aussi importantes que celles qui ont trait à l'hygiène professionnelle. Les découvertes qui se font dans les régions élevées de la science renferment souvent les germes d'applications utiles. Descendant alors dans le domaine pratique, elles donnent naissance à des industries diverses qui contribuent bientôt au bien-être de l'homme en augmentant la somme de ses jouissances. Mais si ces industries sont profitables à la société, trop souvent elles sont funestes à ceux qui les exercent. Les hommes qui manipulent la matière pour l'approprier à nos besoins, pour en faire sortir un produit utile à tous, ne le font pas toujours impunément; trop souvent ils sont victimes de leur industrie. Tel produit préparé dans nos usines qui va satisfaire aux mille besoins de notre existence, aux caprices sans cesse renaissants de notre amour du luxe, compromet chaque jour la santé, la vie même des ouvriers qui le fabriquent. C'est donc une raison de reconnaissance autant que d'humanité qui doit nous porter à nous intéresser au sort de ces hommes qui paient de leur vie le bien-être de tous. C'est un devoir pour nous de nous efforcer d'améliorer leur profession, de tâcher de les soustraire aux dangers auxquels ils sont exposés.

Etudier l'influence qu'exercent sur la santé des ouvriers les diverses professions industrielles ; examiner la nature, la cause des dangers qu'elles peuvent présenter ; chercher les moyens d'atténuer ces dangers, d'en préserver ceux qui y sont exposés ; éclairer sur ces divers points l'autorité dont l'action protectrice s'étend à toutes les classes d'individus, voilà la mission des conseils de salubrité en ce qui touche l'hygiène professionnelle.

C'est cette mission que vous êtes appelés à remplir aujourd'hui au sujet d'une industrie spéciale, sérieusement incriminée, et dans l'exercice de laquelle le gouvernement se propose d'intervenir pour y introduire des réformes de nature à lui enlever ses dangers. Il s'agit de l'industrie qui manipule le phosphore.

Depuis longtemps on a formulé contre les fabriques de phosphore et surtout contre les fabriques d'allumettes phosphorées de sévères accusations. Un certain nombre de médecins hygiénistes leur attribuent, et surtout aux dernières, une influence funeste sur la santé des ouvriers qui y travaillent ; ils les regardent comme la source de nombreuses et très-graves affections. Les individus exposés aux émanations qui se produisent et se répandent dans les ateliers où se manipule le phosphore seraient sujets, selon eux, à diverses maladies du tube digestif, des organes respiratoires et de plus à une affection spéciale, la carie des maxillaires, affection le plus souvent mortelle. A l'appui de ces allégations, ils citent un assez grand nombre de faits observés tant en France qu'en Allemagne qui paraissent établir d'une manière irrécusable l'action délétère qu'exercent les émanations phosphorées sur l'économie.

On conçoit que de pareilles assertions, qui intéressent la santé d'une population ouvrière assez considérable, aient dû éveiller l'attention du gouvernement et le porter à prendre des mesures propres à combattre les dangers de cette industrie; d'autant plus que le remède est tout trouvé; remède simple et d'une application facile. Il suffirait à ce phosphore, qui répand à l'air des vapeurs si odorantes et considérées comme si délétères, de substituer le phosphore modifié par l'action de la chaleur, ce phosphore d'une nouvelle espèce qui n'exhale ni odeur, ni vapeur, qui peut même être introduit sans danger dans l'économie. Mais tous les observateurs ne sont pas d'accord sur l'influence qui doit être attribuée aux vapeurs phosphorées. Quelques-uns contestent ou nient que ces vapeurs exercent une action délétère sur l'économie; ils appuient leur manière de voir sur l'examen des faits, sur l'observation de l'industrie qui ne leur a révélé aucun cas de maladie que l'on puisse certainement attribuer à une action spéciale des émanations du phosphore sur l'économie. Avant donc d'ordonner la substitution du phosphore rouge au phosphore ordinaire, avant d'adopter une mesure qui ne pourrait moins faire que de jeter quelque perturbation dans la fabrication et le commerce des allumettes phosphorées, et qui aurait pour effet nécessaire de hausser le prix d'un objet qu'en raison de son immense consommation, on peut considérer comme un objet de première nécessité ; avant, dis-je, d'adopter une semblable mesure, le gouvernement, en présence des assertions contradictoires émanées d'observateurs également dignes de foi, a besoin de savoir jusqu'à quel point cette mesure est nécessaire et applicable. Pour y arriver, il a ordonné une enquête qui se poursuit par les soins du comité consultatif d'hygiène publique, et qui devra recueillir tous les documents scientifiques et statistiques capables de fixer l'opinion sur la réalité des dangers attribués à l'industrie qui travaille le phosphore.

Le Conseil d'hygiène de Lyon est appelé à témoigner dans cette enquête, à fournir sa part de renseignements. Sa position auprès de la fabrique de phosphore la plus considérable de France, les travaux antérieurs d'un de ses membres, A. Dupasquier, sur cette question, rendaient son témoignage important, nécessaire. M. le Ministre de l'agriculture et du commerce, par une lettre en date du 26 juin 1855, vous demande de le renseigner sur les points suivants, savoir : « Si dans aucune circonstance il n'a été observé, à quelque degré que ce soit, le moindre trouble dans la santé des ouvriers employés à la fabrication du phosphore ; si aucun d'eux n'a présenté, soit dans les premiers temps de son entrée dans la fabrique, soit plus tard, un dérangement des fonctions digestives, une altération quelconque des organes respiratoires, et enfin l'affection spéciale des os maxillaires observée chez les ouvriers qui fabriquent les allumettes. — Quels sont les résultats de l'observation faite à ce point de vue dans les fabriques d'allumettes phosphorées ? Comment se préparent le phosphore ordinaire et le phosphore rouge ? Y a-t-il, soit dans les procédés de fabrication, soit dans la disposition des ateliers, soit dans la manière d'être des ouvriers, quelque condition spéciale qui les préserve des émanations phosphorées, ou, au contraire, ceux-ci sont-ils exposés aux vapeurs de phosphore et en absorbent-ils une certaine quantité ainsi que l'a constaté autrefois Dupasquier? etc.»

Pour mettre le Conseil d'hygiène à même de répondre à ces questions, nous avons visité, M. Rougier et moi, la fabrique de phosphore de MM. Coignet, ainsi que les principales fabriques d'allumettes de l'agglomération lyonnaise. Les ateliers, les opérations qui s'y pratiquent ont été examinés dans leurs moindres détails; les maîtres et les ouvriers ont été minutieusement interrogés. Nous nous sommes mis, en outre, en rapport avec MM. les médecins à qui leur position, soit dans les hôpitaux, soit ailleurs, pouvait avoir fourni l'occasion de connaître ou de traiter des malades appartenant à l'industrie du phosphore. Ce sont les résultats de cette enquête que nous allons exposer dans ce Rapport, pour lequel nous utiliserons encore les renseignements qui se sont produits dans la Société de médecine, lors de la discussion qui a eu lieu dans son sein à la demande de M. Rougier, sur la question qui nous occupe. Nous mettrons encore à profit un travail inédit d'un jeune docteur, M. Humbert, naguère interne des hôpitaux de Lyon, qui a observé plusieurs cas de nécrose phosphogénée et qui a en outre étudié d'une manière toute spéciale les conditions hygiéniques de l'industrie qui fait l'objet de cette enquête. Nous avons donc le droit d'espérer que ce Rapport sera le tableau fidèle de l'état actuel de la fabrication du phosphore et des allumettes phosphorées à Lyon, ainsi que de son influence sur les ouvriers qu'elle emploie.

FABRICATION DU PHOSPHORE.

La fabrique de phosphore de MM. Coignet, établie à la Guillotière, aux portes de Lyon, existe depuis l'année 1838, c'est-à-dire depuis plus de dix-sept ans. Elle produit des quantités considérables de phosphore qui ne s'élèvent pas à moins de 60 à 80 mille kilogrammes par an. L'extraction du phosphore des os nécessite de nombreuses opérations. Ces opérations sont trop connues, ont été trop souvent et trop bien décrites et particulièrement dans le Mémoire de Dupasquier, auquel fait allusion la lettre ministérielle, pour que nous croyons devoir entrer, à ce sujet, dans de minutieux détails. Nous nous contenterons de citer les principales, celles qui sont de nature à jeter dans l'atmosphère des vapeurs ou gaz capables d'affecter l'organisme. Ce sont 1° le traitement des os pulvérisés par l'acide sulfurique qui donne lieu à un dégagement d'acide sulfhydrique et à des vapeurs irritantes qui provoquent la toux; 2° la distillation ou extraction proprement dite du phosphore qui se fait en soumettant à l'action de la chaleur dans une cornue de grès le mélange de phosphate acide de chaux et de charbon. Cette opération donne lieu à un dégagement abondant d'hydrogène phosphoré accompagné souvent de phosphore en vapeur. Ce gaz s'enflamme au sortir de l'eau du récipient et brûle en produisant d'épaisses vapeurs blanches d'acide phosphorique. La production de ces vapeurs dans des ateliers où 30 ou 40 cornues fonctionnent à la fois donne lieu, dans le moment du *grand feu*, c'est-à-dire 12 à 15 heures après le commencement de l'opération, à un épais nuage blanc qui remplit tout l'atelier pendant un certain temps, puis se dissipe peu à peu. Une quinzaine d'ouvriers sont employés au travail des fours, circulent et respirent dans ce brouillard phosphorique; ils n'en éprouvent pas d'inconvénients. Au commencement, ils toussent un peu, mais bientôt, les uns au bout de quelques jours, les autres au bout d'un ou deux mois, ils s'y habituent et en sont si peu incommodés, que l'hiver ils redoutent plus l'air froid extérieur que le nuage acide de l'atelier, au point qu'ils ferment avec soin portes et fenêtres. Les seuls accidents qu'ils éprouvent sont dûs aux transitions brusques de température auxquelles les expose leur métier de chauffeurs. Ces détails sont le résumé des réponses faites par les ouvriers eux-mêmes aux questions que nous leur posions. Parmi ces ouvriers, il en est plusieurs qui travaillaient déjà dans cette fabrique à l'époque où Dupasquier publia ses observations en 1846. Ainsi le nommé Bourrel, François, employé aux fours depuis 1840, qui a été cité dans le Mémoire de Dupasquier, nous affirme de nouveau, à neuf ans de distance, que sa santé n'avait jamais souffert de sa profession.

Le nommé Guillot travaille depuis huit ans, il n'a jamais ressenti d'influence fâcheuse de la part des émanations phosphorées.

Guy, employé aux fours depuis trois ans, a toussé pendant près de deux mois; mais, au bout de ce temps, il s'est habitué et n'a plus été malade.

Revol travaille depuis un mois ; il a eu en commençant quelques maux de tête, mais qui se sont dissipés d'eux-mêmes et n'ont plus reparu.

Chalamel, employé depuis quinze jours, a éprouvé aussi quelques maux de tête au commencement, mais n'a rien ressenti du côté du poumon ni du tube digestif.

Il est inutile de citer les témoignages de tous les ouvriers; ils sont tous conformes, quoique parmi eux se trouvent bien des différences d'âge et de tempérament.

3° La dernière opération qui se pratique sur le phosphore, c'est le moulage. Dans un atelier bas, sombre et humide, deux ouvriers ayant entre eux une bassine, où une masse de phosphore est tenue en fusion sous l'eau chaude, plongent dans le phosphore liquéfié un tube de 1 centimètre de diamètre et de 40 à 50 centimètres de long; ils aspirent avec la bouche de manière à faire monter le phosphore; puis, quand le tube en est plein, ils en bouchent avec le doigt l'extrémité inférieure et le portent dans un réservoir d'eau froide placé à côté d'eux. Le phosphore se refroidit et forme comme un bâton solide que l'on extrait du tube et qu'on abandonne dans l'eau jusqu'à ce qu'on le mette en boîte. Dans cette pièce, sombre, humide, mal aérée, deux ouvriers travaillant assis du matin au soir, moulant chacun de 60 à 80 kilogrammes de phosphore par jour, respirant incessamment les exhalaisons phosphorées qui remplissent l'atmosphère et qui se révèlent énergiquement à l'odorat, ces deux ouvriers doivent être dans les conditions les plus propres au développement des affections dépendantes des émanations phosphorées ; cependant il n'en est rien comme on va le voir.

Benoît Gagne, cité par Dupasquier, moule du phosphore depuis onze ans; il n'a jamais éprouvé d'effet fâcheux de ce travail.

Guillodon n'a jamais été incommodé par le moulage de phosphore, qu'il exerce depuis trois ans.

Des faits qui précèdent et qui nous ont été garantis par le témoignage de deux habiles médecins MM. Meynet et Girin, qui tous deux ont été chargés successivement du service médical de l'établissement de MM. Coignet, que doit-on conclure? sinon l'innocuité des opérations diverses qui aboutissent à la production du phosphore dans les conditions où nous les avons vues s'exécuter. Cette innocuité nous paraît d'ailleurs ressortir évidente de ces deux enquêtes qui faites dans une usine montée sur une échelle considérable et à dix ans de distance, fournissent des résultats identiques. Nous sommes donc autorisés à admettre et à dire que dans la fabrique de phosphore de MM. Coignet, et par conséquent dans toutes celles qui emploient les mêmes procédés, les émanations phosphorées, quoique produites en abondance, n'exercent aucune action sur la santé des ouvriers.

Cependant, pour ne rien omettre de ce qui a rapport à la fabrication du phosphore et pour le dire en son lieu, je dois citer un cas de nécrose maxillaire, suivi de mort, survenu parmi les ouvriers de la fabrique Coignet. Mais cet ouvrier, nommé Reverant, n'a travaillé que peu de temps dans cette fabrique, où il a été employé aux fours. Avant d'y entrer, il avait travaillé dans les fabriques d'allumettes, il avait été occupé au trempage. Les renseignements que nous avons recueillis au sujet de cet ouvrier nous autorisent à croire que la carie du maxillaire était antérieure à son arrivée dans la fabrique Coignet. Ce cas de nécrose, le seul observé parmi les ouvriers de cette fabrique, ne peut être imputé à cette industrie et par conséquent ne peut infirmer en rien les conclusions précédentes.

Arrivons à l'étude des fabriques d'allumettes chimiques.

FABRIQUES D'ALLUMETTES.

Les fabriques d'allumettes ne sont pas très-nombreuses à Lyon, et n'occupent pas un bien grand nombre de bras. On en compte une vingtaine environ qui emploient en moyenne cinq à huit ouvriers. Une ou deux en occupent davantage. La fabrique du sieur Demoment, à la Guillotière, rue Louis-le-Grand, a compté jusqu'à vingt-deux ouvriers; actuellement elle n'en compte que dix. On peut évaluer à cent cinquante le nombre des personnes, hommes, femmes ou enfants actuellement occupées à la fabrication des allumettes. Ce nombre était plus élevé il y a quelques années, lorsque les grandes maisons de Paris et de l'étranger n'avaient pas encore emprunté à la mécanique ces procédés rapides et merveilleux qui, décuplant le travail de l'homme, permettent au fabricant de gagner davantage tout en vendant moins cher. Nos petits fabricants lyonnais, trop peu capitalistes pour suivre le progrès n'ont pu résister à la concurrence. Plusieurs ont cessé de fabriquer, d'autres ont réduit leur personnel.

Les fabriques d'allumettes sont presque toutes situées dans le quartier de la Guillotière. Il y a quelques années, en 1850, une Commission de conseil d'hygiène, dont j'avais l'honneur de faire partie, fut chargée par l'administration de visiter ces fabriques dont l'existence dans le voisinage immédiat de grands entrepôts de bois inspirait quelques craintes. Elle fut vivement et tristement impressionnée de l'aspect misérable de ces sortes de huttes à demi-sauvages où travaillaient activement un certain nombre d'individus ; de l'aspect de ces êtres humains vivant dans les conditions hygiéniques les plus funestes ou plutôt en dehors de toute condition hygiénique. Vous vous en ferez facilement une idée si je vous fais le tableau d'une de ces cabanes, comme nous les avons presque toutes vues et telles qu'elles se présent encore à mon souvenir. Figurez-vous une pièce de cinq mètres carrés environ ; dans un coin de cette chambre ou sur une soupente, est un lit, à côté du lit souvent un berceau. Dans un autre coin un monceau de paquets d'allumettes enveloppés de papier. Au milieu , un petit poèle sur lequel on voit un pot contenant du soufre tenu en fusion, ou bien une casserolle en terre dans laquelle se prépare la pâte phosphorée. Enfin , dans une autre partie de cette pièce, devant une table fixée au mur, cinq à six personnes se livrant aux diverses opérations nécessaires à la confection des allumettes. En entrant dans cette pièce on est saisi à la gorge par une odeur suffocante , dont l'origine ne doit pas être attribuée uniquement à la casserole de mélange phosphoré, mais aussi à l'état de malpropreté du lieu , aux émanations des individus. On se demande comment on peut vivre dans une semblable atmosphère. Le soir venu , les ouvriers du dehors quittent cet abominable réduit ; mais le maître , sa femme , son enfant vont demander au sommeil des forces pour le lendemain. Ils se couchent, dorment dans cette pièce, dont l'air n'est plus renouvelé par la porte, par la fenêtre qu'on a eu soin de fermer. Ils respirent ainsi, sept à huit heures durant, cette atmosphère que les émanations des allumettes, du vase à phosphore ont transformée en brouillard lumineux. Voilà ce qu'étaient les fabriques d'allumettes il y a cinq ans ; vous avouerez qu'il y avait bien là de quoi impressionner tristement les membres d'un Conseil d'hygiène. Aussi, dans le rapport qu'elle présenta à l'administration, la Commission se préoccupa-t-elle plus de l'insalubrité de l'industrie pour les ouvriers qui l'exerçaient que des dangers qu'elle présentait pour le voisinage. Elle proposa de n'accorder d'autorisation qu'en imposant certaines mesures propres à améliorer la situation des ouvriers. Ces mesures ont été adoptées. Les fabriques de phosphore ne sont plus ce qu'elles étaient. Elles ont bien toujours un aspect assez misérable, mais l'intérieur est mieux organisé ; ce n'est pas du confortable, mais c'est quelque chose de supportable. Nous ferons connaître l'état actuel de ces fabriques en décrivant les diverses opérations qui s'y pratiquent. Ces opérations peuvent se réduire à quatre qui sont : 1° La préparation du bois qui doit devenir allumette ; 2° le soufrage ; 3° l'empaquetage ; 4° le trempage ou piquage. On peut ajouter à cette nomenclature l'emboîtage ou mise en boîte.

La préparation du bois est aussi simple que possible. Un arbre bien sec est scié en rondelles de quatre à cinq centimètres de haut ; ces rondelles sont livrées à un ouvrier qui, à l'aide d'un couteau levier articulé à la table par une de ses extrémités, les découpe d'abord en tranches minces, puis divise ces tranches en allumettes en présentant la rondelle sous un autre sens au levier. La rondelle d'allumettes est liée avec une ficelle et livrée au soufreur. Cette première opération n'est pas de nature à avoir une influence spéciale sur la santé des ouvriers.

2° *Soufrage.* — La rondelle d'allumettes est plongée dans un bain de soufre et on attend que le soufre soit solidifié. Cette opération donne lieu tout au plus au dégagement de quelques traces d'acide sulfureux, jamais en assez grande quantité pour porter atteinte à la santé des ouvriers.

3° *Empaquetage.* — Les rondelles d'allumettes soufrées sont livrées à des femmes qui les défont pour les mettre en petits paquets. Cette opération s'exécute à l'aide d'une boîte en bois à deux valves. La supérieure est percée d'un trou dans lequel on introduit un paquet d'allumettes qui, entrant dans la boîte, va s'appuyer sur la valve inférieure. D'un tour de main, on tord le paquet d'allumettes, ce qui isole les allumettes les unes des autres ; puis on ficelle le paquet. Ces paquets sont prêts à recevoir la pâte phosphorée.

4° *Trempage ou piquage.* — Les paquets préparés comme il vient d'être dit sont enfin trempés ou plutôt appuyés sur un mélange pâteux qui doit leur donner leur propriété inflammable. Les paquets sont trempés isolément et jetés aussitôt après dans une balle où on les laisse sécher. Une fois secs on enveloppe de papier la partie imprégnée du mélange phosphoré ou bien on les met en boîtes.

COMPOSITION DE LA PATE.

Voici la formule des pâtes généralement employées :

	1re qualité.	2e qualité.
Eau	500	250
Sel de saturne	90	60
Gomme	1,500	500
Phosphore	350	1,000
Chlorate de potasse	60	40
Cinabre	60	30

La première formule est employée pour les allumettes de qualité inférieure ; la seconde pour les allumettes dites en boite. Toutefois, les proportions des diverses substances varient suivant les fabriques. Mais les substances employées par tous les fabricants sont à peu de chose près les mêmes.

Ces diverses opérations qui, comme je l'ai dit tout à l'heure, s'exécutaient toutes, il y a quelques années, dans une pièce unique, ne sont plus réunies aujourd'hui. Ainsi, dans presque tous les ateliers la préparation de la pâte phosphorée, le trempage des allumettes s'exécute dans un endroit isolé, parfaitement écarté de l'atelier où se font les autres préparations. Ainsi, chez le sieur Demoment, chez le sieur Chevrier, le trempage a lieu dans une espèce de cave située sous la maison, mais non directement sous l'atelier des ouvriers. Dans certaines fabriques, la séparation des diverses opérations est encore plus complète ; une pièce spéciale est réservée au découpage, une autre à l'empaquetage, une autre au trempage. De sorte que les ouvriers ne sont pas tous exposés aux émanations du phosphore. Dans chaque fabrique il n'y a guère qu'une ou deux personnes occupées au trempage. C'est ordinairement le maître ou sa femme, ou un de ses enfants. Dans quelques cas cependant des ouvriers ou ouvrières sont employés à ce travail. On ne couche plus dans l'atelier où s'exhalent les vapeurs phosphorées. Evidemment, un progrès notable et certainement profitable aux ouvriers s'est réalisé depuis quelques années dans l'hygiène de cette profession.

Voilà l'industrie de la fabrication des allumettes, telle qu'elle est pratiquée à Lyon ; nous l'avons décrite dans ses procédés opératoires ainsi que dans ses conditions hygiéniques, voyons maintenant quelle influence elle exerce sur la santé des ouvriers qu'elle emploie ; exposons les résultats de l'enquête que nous avons faite à ce point de vue chez les fabricants d'allumettes.

Le sieur Demoment établi à la Guillotière, à la Part-Dieu, fabrique des allumettes depuis quinze ans. Il a employé jusqu'à vingt ouvriers à la fois ; il faisait alors des allumettes pour une somme annuelle de 30,000 fr. Sa consommation de phosphore s'élève de 800 à 1,000 kilogr. environ par an. Actuellement il n'occupe que onze ouvriers : cinq femmes sont occupées à l'empaquetage, trois hommes préparent le bois. Les hommes gagnent de 3 fr. à 3 fr. 25 c. ; les femmes, de 1 fr. à 1 fr. 25 c. Le maître, sa femme, son fils âgé de quinze ou seize ans, opèrent le trempage, qui s'exécute dans une pièce sombre et basse, située en contre-bas de la route, sous la maison. Le jeune homme est né dans la fabrique qu'il n'a jamais quittée ; il paraît jouir d'une très-bonne santé, il ne s'est jamais aperçu que les vapeurs du phosphore l'aient incommodé. Son père, sa mère n'ont jamais souffert de leur profession. Les femmes sont d'âges divers ; elles ne se plaignent nullement de leur état. Plusieurs ont pratiqué le trempage ; au commencement, disent-elles, on tousse un peu, on éprouve quelques maux de tête, quelques vertiges, mais on s'habitue bien vite. Dans l'atelier où elles travaillent on sent l'odeur phosphorée, bien qu'il soit éloigné de la pièce où se fait le trempage. L'une d'elles, tout en faisant ses paquets, mangeait une pomme de terre cuite à l'eau, qu'elle pelait avec ses doigts couverts d'une poussière jaune de soufre provenant du frottement des allumettes, puis elle la portait à sa bouche imprégnée de cette poussière. Sur l'observation que nous lui fîmes qu'elle avait tort de ne pas quitter son travail pour manger, elle nous répondit que cela ne lui avait jamais fait aucun mal ; elle nous apprit même que les femmes employées au trempage, mangeaient fréquemment leur pain tout en faisant leur opération ; mais elle reconnut, ainsi que ses compagnes, qu'en ce cas cela pouvait être dangereux. Elles ne connaissent pas d'ouvriers ni ouvrières que les émanations de phosphore aient rendus malades. Elles savent cependant bien que la nommée Rose, le nommé Rouleau et plusieurs autres ont été atteints d'une maladie de la mâchoire, qu'on leur a fait une opération, qu'ils sont morts ; mais elles n'attribuent pas ces maux à l'action du phosphore. Suivant elles, celui-ci avait des ulcères vénériens, celui-là avait reçu des coups ; celle-là était malade des dents et de la mâchoire avant d'entrer dans la fabrique. En résumé, les ouvriers et ouvrières de cette fabrique, la plus importante de Lyon, qui travaillent tous depuis nombre d'années, ne se sont jamais aperçus que leur santé ait eu à souffrir de leur profession.

Paul Goulet, à la Guillotière, fabrique depuis quinze ans; il occupe six personnes, ses cinq filles et un jeune homme. Sa consommation en phosphore est de 80 kilogr. par an environ. L'opération du trempage est pratiquée habituellement par Goulet ou par une de ses filles. L'atelier est divisé en deux pièces inégales. Dans la première, la plus grande, se font le découpage du bois, le soufrage et l'empaquetage ; dans la seconde, très-petite, qui communique avec la première par une porte toujours ouverte, se pratique le trempage. L'odeur phosphorée est uniformément répandue dans les deux pièces. Ni Goulet, ni ses filles, qui ont dû être initiées au métier dès l'âge le plus tendre, car l'aînée montre au plus vingt-cinq ans, n'ont eu leur santé altérée par les émanations phosphorées.

Chevrier, à la Guillotière, établi depuis huit ans. Cinq personnes sont occupées dans cet atelier, deux hommes et trois femmes. L'une de celles-ci est dans un âge avancé. Sa tête branle, mais rien ne nous autorise à attribuer à sa profession une infirmité qui n'est pas rare chez les personnes de son âge. C'est Chevrier lui seul qui pratique l'opération du trempage ; il l'exécute dans une pièce sombre et humide, placée au-dessous de l'atelier. Chevrier, qui ne paraît pas d'une constitution bien vigoureuse, n'a jamais éprouvé de fâcheux effets de son industrie. Comme les autres, il ne croit pas que cette profession puisse occasionner des maladies. Et cependant sa femme a été atteinte de la nécrose maxillaire, sa femme est morte phthysique. mais il attribue à d'autres causes la maladie et la mort de cette femme. Nous en reparlerons tout à l'heure. Je ne parle pas des visites que nous avons faites dans d'autres fabriques, parce qu'elles ne nous ont pas fourni de résultats qui méritent une mention spéciale.

Cette enquête négative sur plusieurs points, a été positive sur un autre. Elle nous a montré, en effet, l'apparition de la carie maxillaire chez les ouvriers lyonnais, maladie qui ne s'était pas montrée parmi eux jusqu'en 1846. Plusieurs individus, hommes ou femmes, nous ont, en effet, été signalés comme ayant été victimes de cette terrible affection. Nous n'avons pas cru devoir nous contenter de les citer ici. La gravité, l'importance du sujet nous commandaient de nous livrer à des recherches attentives sur les circonstances qui ont précédé ou accompagné le développement de la maladie chez les individus atteints. Cette tâche nous a été rendue facile par le travail de M. Humbert qui, interne aux hôpitaux a pu observer plusieurs malades atteint de nécrose. Les détails qui suivent sont extraits des observations qu'il a bien voulu nous communiquer.

1re *Observation.* — Marguerite Tusseau, âgée de 40 ans, d'une constitution sanguine, ayant toujours joui d'une bonne santé, travaille depuis plusieurs années dans une fabrique d'allumettes de la Guillotière. Depuis huit ans elle est employée au *trempage* sans jamais avoir eu d'indisposition grave pendant tout ce temps ; elle a été prise tout à coup d'une inflammation phlegmoneuse de la joue droite. Le gonflement s'est rapidement étendu à toute la partie droite de la tête et s'accompagnait d'une violente céphalalgie. Elle vint bientôt à l'hôpital, on lui arracha du maxillaire supérieur trois dents dont deux étaient cariées. Son état s'étant amélioré elle sortit. Chez elle, elle s'arracha elle-même encore une dent et peu de jours après une suppuration s'établit par l'alvéole de cette dent. Depuis ce moment l'affection n'a cessé de progresser malgré tous les soins et tous les remèdes. Cette femme rentre à l'hôpital le 15 février 1851 dans un état pitoyable. Elle porte une ouverture fistuleuse à chaque angle de l'œil droit. L'une siège au niveau du sac lacrymal et fournit du pus mélangé aux larmes, l'autre conduit directement le stylet sur l'os de la pommette nécrosée.

Dans la bouche on voit une énorme esquille formée par le maxillaire droit tout entier. Le bord alvéolaire est dépourvu de dents à l'exception de l'avant-dernière molaire qui est noire et comme encroûtée dans l'os. Celui-ci est rugueux, inégal, noir, imprégné de pus. Il s'écoule une quantité considérable d'un pus très-fétide, soit par la bouche, soit par les fistules. On reconnaît que l'os maxillaire tout entier est nécrosé ; l'os de la pommette forme également un séquestre. Une opération chirurgicale est faite, on extrait un séquestre qui se compose du maxillaire et de l'os malaire soudés ensemble. Ce séquestre est noir, rugueux, creusé de cellules et même de trous qui le perforent de part en part, imprégné d'un pus sanieux et noirâtre, d'une odeur repoussante alliacée et phosphorée ; il est léger et dur.

Au commencement de mars la malade est prise d'une névralgie dentaire du côté gauche. On trouve à l'examen de la bouche une petite esquille du maxillaire supérieur gauche. Elle sort de l'hôpital mais rentre bientôt au mois de mai atteinte d'une nécrose du maxillaire supérieur gauche. Au mois d'août elle présente l'état suivant : Tout le maxillaire supérieur gauche est nécrosé ; il s'écoule par la bouche du pus en quantité, avec des fragments osseux ; des douleurs violentes occupent toute la tête ; la malade est dans un état voisin du marasme. Le 3 septembre elle meurt.

M. Humbert termine cette observation en disant que la malade est morte phthysique.

2e *Observation.* — Thérèse Perret, âgée de 49 ans, mariée, constitution forte, tempérament sanguin, habite la Guillotière ; elle n'a eu qu'une maladie sérieuse dans sa vie, une attaque d'apoplexie, il y a douze ans, mais elle en a bien guéri. Elle se nourrit mal, boit beaucoup de vin, se livre avec ardeur aux plaisirs vénériens ; ses règles coulent encore. Cette femme travaille depuis plus de quinze années dans une fabrique d'allumettes ; mais, depuis quelques mois seulement, elle trempe les allumettes dans la pâte phosphorée.

Il y a deux mois elle fut prise subitement d'une névralgie dentaire à droite qui fut suivie du gonflement de la joue et peu après de la moitié latérale droite de la tête ; elle entre à l'hôpital le 18 octobre 1850, dans le service de M. Barrier. Les symptômes qu'elle présente font soupçonner une nécrose du maxillaire inférieur, soupçon que les progrès de la maladie ne tardent pas à justifier. Au bout de quelques jours il se forme des abcès qui viennent se vider au dehors par une ouverture fistuleuse située vers le milieu et au-dessous de la branche horizontale du maxillaire inférieur droit. Trois dents sont arrachées ; quelques jours après la suppuration s'établit dans la bouche par les alvéoles dentaires. L'odeur du pus est caractéristique, alliacée et phosphorée. Peu à peu des esquilles se détachent, puis la nécrose se limite, l'os se recouvre de bourgeons charnus, la fistule se ferme, la suppuration est tarie et la malade considérée comme guérie est engagée, le 21 février, à sortir de l'hôpital. Mais deux jours après elle éprouve une attaque d'apoplexie aux suites de laquelle elle succombe le 13 mars 1851.

3e *Observation.* — Laurent Raissant, âgé de 36 ans, marié, travaille depuis douze ans à la fabrication des allumettes. D'abord simple ouvrier, il est devenu maître de fabrique. Pendant neuf ans il a travaillé au trempage des allumettes. Il couchait dans la chambre où se faisait cette opération. S'étant aperçu que les émanations phosphorées le faisaient tousser, il a renoncé au trempage, il a quitté les lieux où l'on trempe et s'est mis à découper les allumettes. Ce changement d'état ne l'a pas empêché de contracter une nécrose du maxillaire supérieur gauche qui a débuté un an après qu'il eût quitté le trempage. La maladie a suivi ses phases naturelles, et Raissant a pu sortir de l'hôpital en 1854. Mais atteint d'une phthysie au deuxième degré cet ouvrier est mort depuis.

4e *Observation.* — Marie Rumert, âgée de 30 ans, d'un tempérament lymphatique, phthysique au deuxième degré, entre à l'hôpital, service de M. Barrier, le 10 mai 1852, pour une affection du maxillaire supérieur droit. Cette fille qui vit en concubinage avec son maître de fabrique est enceinte de sept mois. Elle a travaillé pendant cinq ans dans une fabrique d'allumettes aux Brotteaux, elle était employée au trempage. Son mal remonte à deux ans. L'affection qui a débuté par une névralgie dentaire a présenté dans son cours les caractères non équivoques de la nécrose maxillaire. Marie Rumert est accouchée d'un enfant qui est mort vingt-quatre heures après sa naissance, elle-même mourut quinze jours après.

5e *Observation* 1845. — La femme Laporte, mariée, sans enfants, âgée de 33 ans, grande, d'une constitution sèche, mal réglée, jouit habituellement d'une bonne santé. Elle a travaillé pendant trois ans au piquage des allumettes, est entrée à l'Hôpital le 15 août 1845, dans le service de M. Pétrequin, atteinte d'une nécrose du bord inférieur de la branche horizontale du maxillaire inférieur gauche. La maladie a marché rapidement, la malade est sortie guérie le 24 septembre 1845. Cette guérison s'est maintenue.

6e *Observation* 1853. — La femme Chevrier, âgée de 34 ans, mariée depuis cinq ans, mère de deux enfants, d'une taille moyenne, bien constituée, a travaillé trois ans au souffrage des allumettes, elle n'a jamais *trempé*, mais pendant deux ans elle a travaillé dans la chambre où son mari *phosphore*. Elle est atteinte d'une nécrose du maxillaire inférieur gauche survenue il y a quatorze mois à la suite d'une névralgie dentaire. Cette femme est entrée à l'Hôpital en septembre 1853, douze mois après l'invasion de la maladie, après des souffrances considérables. Elle est sortie en octobre après avoir subi une opération ; mais la maladie a continué son cours ; la mâchoire supérieure a été envahie à son tour. Cette femme est morte phthysique en 1854.

(*Nota*). La femme Chevrier était primitivement d'une bonne constitution, ne comptait pas de phthysique dans sa famille; mais au dire de son mari elle aurait habité pendant un temps assez long un logement très-humide où elle aurait contracté des douleurs rhumatismales. C'est peut-être là aussi qu'elle aurait contracté les germes de la phthysie qui l'a emportée.

7e *Observation* 1854. — Femme Simon, 48 ans, a travaillé pendant neuf ans comme trempeuse ; elle a quitté la fabrique depuis un an. Elle se mouilla ayant ses règles ; celles-ci disparurent. Elle éprouva bientôt une douleur vive à la joue gauche, puis une inflammation de la même partie ainsi que de la moitié latérale de la tête. Un an après on pouvait constater une nécrose de presque tout le maxillaire supérieur gauche. Cette femme n'a pas été traitée à l'Hôpital.

8e *Observation* 1850. — Jeannette Rivière, 41 ans, a travaillé au trempage des allumettes chimiques, a quitté cette fabrication et s'est faite laveuse de lessive, a été prise comme la précédente d'une fluxion à la joue à la suite d'une suppression du flux menstruel. Cette fluxion a été suivie de tous les phénomènes morbides qui caractérisent la carie maxillaire.

A la la liste précédente, il faut ajouter le nommé Rousseau, qui est mort phthysique en 1846, et qui a été aussi atteint de la maladie de la mâchoire ; le nommé Réverant, que nous avons déjà cité à propos de la fabrique de phosphore, mais qui avait appartenu auparavant aux fabriques d'allumettes ; le nommé Roulo, qui nous a été cité par la femme Demoment, et le nommé Pierre Jeannin qu'a connu notre collègue, M. le docteur Brevard.

Tels sont les faits que nous a révélés l'enquête à laquelle nous venons de nous livrer.

Que devons-nous conclure? Comment devrons-nous caractériser l'influence qu'exerce la profession de fabricant d'allumettes chimiques sur les ouvriers qui y sont adonnés ? Nous devons nous expliquer à ce sujet.

Il nous a paru évident que dans les fabriques d'allumettes lyonnaises les ouvriers n'étaient pas plus que ceux appartenant à d'autres industries, sujets à des affections du tube intestinal. Aucun fait ne s'est produit à Lyon qui puisse infirmer cette opinion.

Nous n'avons rien appris qui puisse nous faire admettre que les émanations qui se produisent dans les ateliers aient une action particulière et persistante sur le cerveau. Les ouvriers en commençant éprouvent quelques maux de tête, des vertiges, mais ces symptômes se dissipent promptement et au bout de quelque temps ne reparaissent plus.

Quant à l'action des vapeurs phosphorées sur les organes respiratoires, on est tenté, quand on entre dans ces fabriques, d'admettre *à priori* qu'elle doit s'exercer d'une manière assez énergique. Ces vapeurs, en effet, vous saisissent à la gorge, vous irritent la poitrine et provoquent la toux. Cependant nos renseignements ne nous autorisent pas à admettre, comme on l'a dit, qu'elles donnaient fréquemment lieu à des bronchites intenses, opiniâtres, qu'elles pouvaient déterminer la phthysie pulmonaire. Il est très-difficile, dans une recherche de cette nature, de faire exactement la part de ce qui revient à la profession, et de ce qui doit être attribué à la constitution des individus, à leurs habitudes, à leur genre de vie. Les individus qui se livrent à cette profession sont généralement et plus que d'autres misérables, mal nourris, mal logés. Ils habitent un quartier malsain. Adonnés à la débauche, hommes et femmes se livrent aux excès de tout genre. Ne sont-ils donc pas déjà, en dehors de leur profession, dans des conditions capables d'altérer profondément l'organisme et bien propres au développement d'affections graves? Cependant, quand on songe aux propriétés irritantes des vapeurs phosphorées, on ne peut se refuser à croire que ces vapeurs exercent une influence fâcheuse sur l'organe pulmonaire, chez les individus d'une constitution naturellement faible ou débilitée par les causes que nous venons de signaler. Il est naturel de penser que dans ce cas le développement des tubercules pulmonaires puisse être sinon provoqué, au moins favorisé par l'action incessante d'un agent irritant sur l'organe pulmonaire. Toutefois, nous ne pouvons formuler rien de positif à cet égard.

Il n'en est pas de même en ce qui concerne cette terrible affection des mâchoires, sur laquelle M. le Ministre a appelé spécialement votre attention. Dans l'enquête qu'il fit en 1846, Dupasquier ne put en citer aucun cas. Nous n'avons pas été aussi heureux, et, comme vous l'avez vu, nous en avons rapporté douze observations. De 1846 à 1855 il s'est donc produit douze cas de nécrose des maxillaires parmi les fabricants d'allumettes de Lyon. — Cinq sur des hommes, sept sur des femmes. Nous avons évalué à cent cinquante le nombre actuel des ouvriers, mais on peut bien porter sans exagération à deux cent cinquante le nombre de ceux qui ont passé dans les fabriques, dans cette période de neuf années ; c'est donc une proportion de quatre et près de cinq individus atteints sur cent. Mais remarquons que les individus affectés de nécrose sont ceux seulement qui ont exercé le trempage des allumettes. Si nous admettons deux trempeurs par fabrique, cela nous donne un total de quarante trempeurs seulement, et nous pourrons bien porter à soixante le nombre des individus qui ont pratiqué cette opération dans la période de neuf années. Ce serait donc alors douze ouvriers atteints de nécrose sur soixante ou vingt pour cent. Ces chiffres parlent d'eux-mêmes. — Nous avons fait de vains efforts pour découvrir d'où provenait cette différence entre l'enquête actuelle et celle faite par Dupasquier il y a bientôt dix ans. Nous n'avons trouvé ni dans les procédés opératoires, ni dans les matières employées, ni dans l'organisation des ateliers aucun changement, aucune modification qui puisse donner raison de cette divergence. Nous sommes portés à croire qu'antérieurement à 1846 il y a dû avoir aussi quelques cas de nécrose, mais qui, soit à cause de leur petit nombre, soit parce que l'attention n'était pas éveillée sur ce point, ont dû passer inaperçus.

A quelle opération, à quelle substance doit-on attribuer la cause première de la maladie en question ? Pour nous, évidemment, l'opération dangereuse c'est le trempage, la substance nuisible c'est le phosphore. Dupasquier, qui n'avait recueilli aucun cas de nécrose maxillaire à Lyon, ne pouvait logiquement attribuer aux émanations phosphorées le rôle qu'on leur a attribué dans la production de la maladie des mâchoires ; mais ne pouvant mettre en doute les faits observés autre part, il les expliquait autrement. Suivant lui, c'est à l'arsenic contenu dans le phosphore et provenant de l'acide sulfurique employé dans la préparation de ce corps, que les émanations phosphorées devaient leurs propriétés délétères. Mais cette manière de voir est contredite par les faits. En effet, on n'a pas, que nous sachions, observé cette maladie spéciale parmi les ouvriers qui, dans certaines industries, sont exposés aux vapeurs arsenicales ; et, de plus, à Lyon, le phosphore n'est pas arsenical, l'acide sulfurique employé pour le préparer ne contient pas d'arsenic. On ne peut donc pas admettre l'hypothèse de Dupasquier. Ce sont les vapeurs de la pâte phosphorée, arsenicale ou non, vapeurs odorantes, désagréables qui sont la cause du mal.

Si des faits que nous avons observés à Lyon nous essayons de déduire une opinion sur la manière d'agir de cette matière, sur l'étendue où se borne son action, nous ne serons pas d'accord avec les hygiénistes qui ont observé à Paris et en Allemagne. Ces derniers admettent d'une manière générale que les ouvriers, travaillant dans une atmosphère phosphorée, sont tous exposés à la nécrose. Nous ne pensons pas ainsi. En effet, on n'a pas oublié sans doute que tous les cas observés de nécrose se sont déclarés chez des trempeurs ; on se rappelle aussi quelles étaient les conditions hygiéniques de la profession à Lyon, il y a peu d'années ; tous les ouvriers travaillaient dans une même pièce, exposés aux émanations phosphorées, et cependant les trempeurs seuls ont été atteints. Ne pouvons-nous pas inférer de là que les émanations de phosphore répandues dans l'atmosphère n'engendrent pas nécessairement la nécrose, que leur action ne s'exerce énergiquement qu'à une faible distance du lieu de leur production, c'est-à-dire à la distance qui sépare le trempeur du vase contenant le mélange phosphoré. Une fois répandue dans l'atmospère ces vapeurs se transforment et perdent leur énergie. Cette opinion nous paraît la conséquence naturelle des faits que nous avons signalés. Cependant nous laisserons au Comité consultatif d'hygiène le soin de trancher cette question, sur le compte de laquelle il pourra comparer les documents émanés de nombreuses sources.

Comment agissent les vapeurs phosphorées sur l'économie? C'est là, à coup sûr, le point délicat de la question. Suivant les uns, ces vapeurs s'introduisant peu à peu dans l'organisme, s'y accumulent, l'altèrent profondément, puis, quand la saturation phosphorée est arrivée, quand l'organisme a perdu sa force de résistance, il cède à l'action du toxique. La maladie des mâchoires serait donc un empoisonnement général qui viendrait se traduire sur les maxillaires. Suivant d'autres, les émanations du phosphore n'auraient qu'une action locale, qu'ils expliquent par les données que fournit la chimie. Le phosphore à l'air humide se transforme en un acide énergique qui, absorbé par la respiration, imprègne les liquides de la bouche, se trouve en contact avec les maxillaires, s'insinue dans les dents cariées et de là étend ses ravages jusqu'aux os. Nous admettons, nous aussi, l'action locale. Jusqu'au moment où s'établit la fluxion qui annonce la nécrose, rien n'annonce que l'organisme soit altéré. Aucun trouble dans les fonctions respiratoires, digestives ou autres, ne trahit un état morbide général. Mais lorsque la maladie locale a fait des progrès, lorsque des douleurs vives et continues ont ébranlé le système nerveux, lorsque la suppuration a duré longtemps, c'est alors que l'état général est atteint. Mais c'est le fait du mal local sur toute l'économie, et il n'est pas besoin d'invoquer pour cause de cet état une sorte d'empoisonnement préalable de l'individu.

Si nous considérons les effets des émanations du phosphore comme se produisant localement, nous ne pouvons accepter d'une manière absolue l'explication qu'on en donne. Ce n'est pas seulement dans l'industrie des allumettes que des ouvriers sont exposés à des vapeurs acides. Dans les fabriques d'acides minéraux, d'acide chlorhydrique entre autres, les ouvriers absorbent des quantités assez considérables de vapeurs acides, les liquides de la bouche en sont imprégnés au point qu'ils attaquent les dents, les rongent au niveau des gencives; et cependant es maxillaires ne se nécrosent pas. Évidemment il y a quelque chose de plus dans ces vapeurs du phosphore. On y a indiqué la présence du phosphore en nature, nous y croyons, mais nous ne pouvons dire si c'est réellement à ce corps qu'il faut rapporter les propriétés délétères des vapeurs émanées de la pâte phosphorée. Nous serions cependant tentés de considérer l'action de ces vapeurs comme quelque chose d'analogue aux effets produits par l'intr duction d'un corps étranger de nature irritante dans l'économie. Ce corps étranger serait le phosphore en nature qui, porté en vapeur par l'air, s'introduirait par la peau de la figure ou par les voies nasales ou par la voie buccale, dans les tissus de la face, puis s'y accumulerait et deviendrait un centre de fluxion. Ce phosphore pourrait aussi y être porté par suite de la mauvaise habitude qu'ont les ouvriers de manger tout en faisant le trempage, de se toucher la figure avec les doigts souvent imprégnés de pâte. Toutefois nous ne prétendons rien affirmer à cet égard.

L'influence funeste des vapeurs phosphorées est prouvée par les faits qui précèdent ; elles donnent lieu chez les individus employés au trempage des allumettes, à l'affection spéciale appelée nécrose des maxillaires ; Comment se fait-il que cette affection ne se produise pas dans les fabriques de phosphore où se manient cependant des masses si considérables de cette substance? Voilà encor un point sur lequel M. le ministre vous demande de l'éclairer.

Pour répondre nettement à cette question, un premier point serait à éclaircir. Il serait nécessaire de savoir si la composition de l'atmosphère est la même dans les fabriques de phosphore et dans les fabriques d'allumettes. Il est permis d'en douter rien qu'en comparant la nature et l'intensité de l'odeur qu'elles présentent. Aucune analyse rigoureuse n'a été faite sur ce sujet que je sache, mais en admettant la composition de l'atmosphère, la même dans les deux cas, on peut encore jusqu'à un certain point s'expliquer d'une manière assez plausible l'immunité dont jouissent les fabriques de phosphore à l'égard de la carie maxillaire. Le genre de travail des ouvriers dans les fabriques de phosphore ne ressemble pas à celui des ouvriers des fabriques d'allumettes. Tandis que ces derniers accumnlés dans une pièce souvent étroite et mal aérée, absorbent constamment presque sans bouger un air infect, les premiers se meuvent à leur aise dans de vastes ateliers largement ouverts l'été et très-imparfaitement clos l'hiver, dans lesquels l'air est constamment renouvelé, grâce à la puissante ventilation opérée par d'énormes foyers incandescents. En outre, ces ouvriers qui n'ont qu'à entretenir le feu ou à surveiller les récipients où se condense le phosphore, ne sont pas constamment attachés à leurs fourneaux. Quand ils ont garni le foyer de charbon et les récipients d'eau, ils peuvent se reposer quelques instants, ils sortent alors et respirent l'air extérieur. On le voit, les conditions dans lesquelles vivent ces ouvriers sont tout à fait différentes de celles des individus appartenant aux fabriques d'allumettes.

Cependant les mouleurs de phosphore paraissent au premier abord pouvoir être assimilés aux trempeurs d'allumettes. Passant leur journée assis dans une pièce humide, sombre, au milieu en quelque sorte de masses de phosphore, on s'étonne que leur santé n'éprouve pas de sérieuses atteintes. Mais on doit observer que le phosphore moulé en cylindres épais n'est pas au contact de l'air, qu'il est soigneusement immergé dans l'eau, tandis que dans l'atelier du trempeur le phosphore, infiniment divisé dans la pâte, est exposé sur une grande surface à l'air, que, par conséquent les vapeurs qui s'exhalent dans ces deux cas ne doivent pas être de même nature, de même composition et par suite ne peuvent avoir les mêmes effets sur l'organisme. Cette comparaison des deux industries de la fabrication du phosphore et de la fabrication des allumettes, suffira, nous le pensons, pour expliquer la différence des effets qu'on y observe.

Voilà les faits qui ressortent de l'examen attentif que nous avons fait de la fabrique de phosphore et des fabriques d'allumettes. Il en résulte que si la première ne paraît pas dangereuse pour les ouvriers qu'elle emploie, il n'en est pas de même pour les secondes. Celles-ci donnent lieu réellement à l'affection spéciale des os maxillaires connue sous le nom de nécrose. C'est donc une industrie fatale à un certain nombre de ceux qui l'exercent : il est nécessaire par conséquent d'y introduire les réformes capables de lui enlever ses dangers.

Le moyen que l'on propose pour atteindre ce but, c'est la substitution du phosphore modifié au phosphore ordinaire. Ce moyen présenterait divers avantages, non seulement au point de vue de la santé des ouvriers des fabriques d'allumettes, mais encore de la sécurité publique exposée à des chances nombreuses d'incendie et aux tentatives d'empoisonnement par la pâte des allumettes. Ce moyen paraît un remède radical; cependant il n'est pas à l'abri de toute objection, même en admettant comme parfaitement prouvé que le phosphore rouge est complètement dépourvu d'action sur l'économie animale. Dans la préparation du phosphore rouge, il y a toujours une certaine quantité de phosphore qui échappe à la transformation. Le produit qu'on retire de la cornue retient une quantité variable de phosphore ordinaire. On l'en débarrasse par des lavages à la soude caustique avant de le livrer au commerce. Ne peut-il arriver qu'on livre à la consommation un produit incomplètement dépouillé de la matière dangereuse? Dès lors ce produit ne sera-t-il pas d'autant plus dangereux qu'on s'en méfiera moins ? Nous soumettons ces observations au Comité consultatif d'hygiène publique, parce qu'il nous semble nécessaire, si on ordonne la substitution du phosphore rouge à l'autre, de prendre des mesures pour assurer la qualité constante du produit.

L'emploi du phosphore rouge est-il le seul moyen de soustraire les ouvriers des fabriques d'allumettes aux dangers auxquels ils sont exposés? Nous ne le pensons pas. En nous basant uniquement sur ce que nous avons observé à Lyon, nous croyons qu'on peut, par un ensemble de mesures d'un autre ordre, enlever à l'industrie des allumettes tous ses dangers. Voici les mesures que nous proposerions :

1° Convaincre les ouvriers trempeurs que leur profession peut donner lieu à de graves accidents, afin que d'eux-mêmes ils soient portés à se précautionner contre les émanations phosphorées. Nous signalons cette mesure parce qu'elle nous paraît très-importante; on ne se met en garde que contre l'ennemi que l'on redoute. Or, les ouvriers à Lyon regardent tous leur profession comme inoffensive, et attribuent à toutes sortes de causes étrangères les maladies nées de leur état;

2° Isoler parfaitement l'atelier où se fait la préparation de la pâte phosphorée, où s'exécute le trempage des autres ateliers où se pratiquent les autres opérations ;

3° Que la préparation de la pâte phosphorée, que le trempage s'exécutent en plein air ou dans une salle élevée, bien aérée, ventilée ; que le vase contenant la pâte phosphorée soit placé sous une hotte aboutissant à une bonne cheminée tirant bien ; que la balle où se jettent les paquets trempés soit elle-même placée sous cette hotte où les paquets devront rester jusqu'à ce qu'ils soient secs ;

4° On pourrait défendre d'employer des femmes pour cette opération ; elles paraissent plus susceptibles que les hommes ;

5° Dans l'atelier du trempage et près du vase à phosphore, il serait bon de placer une assiette contenant du chlorure de chaux additionné de temps en temps d'acide chlorhydrique ; le chlore transformerait les vapeurs de phosphore, changerait leur nature et très-probablement leur influence.

Au point de vue de nos fabriques lyonnaises, l'adoption de ces moyens favorisée par une surveillance active nous paraît devoir mettre les ouvriers à l'abri des dangers qu'ils courent.

J'ai terminé le Rapport sur l'enquête demandée par M. le Ministre de l'agriculture. J'ai fait mes efforts pour qu'il soit le tableau fidèle et vrai de l'état actuel de la fabrication du phosphore et des allumettes phosphorées à Lyon, au point de vue de l'hygiène professionnelle. Si vous le trouvez tel, je vous prierai d'en adopter les conclusions pour la réponse à faire à la lettre de M. le Ministre.

RÉSUMÉ ET CONCLUSIONS.

Fabrique de phosphore.

1° Les ouvriers employés à la fabrication du phosphore, ne sont exposés à aucune maladie d'une nature spéciale. Dans les premiers temps de leur entrée dans la fabrique, ils toussent un peu sous l'influence des vapeurs acides produites pendant la distillation du phosphore; mais ces symptômes n'ont jamais de conséquences durables ni fâcheuses;

2° On n'a jamais observé aucun cas de nécrose maxillaire survenu parmi les ouvriers de cette fabrique.

Fabrique d'allumettes.

1° Les émanations phosphorées ne paraissent pas avoir d'action durable et fâcheuse sur le cerveau; elles ne paraissent pas avoir non plus d'influence sur le tube digestif.

Nous croyons que ces émanations de nature irritante peuvent bien exercer sur l'organe pulmonaire une action plus ou moins vive, favoriser même le développement des tubercules chez des individus d'une constitution ruinée ou prédisposés à la phthysie; mais cette manière de voir ne doit pas être considérée comme une conséquence nécessaire des faits observés;

2° Les vapeurs de phosphore engendrent la nécrose maxillaire, mais seulement dans certaines circonstances. Dans un atelier où travaillent huit individus dont deux trempent les allumettes, les deux trempeurs seuls peuvent être atteints ; les autres, quoique respirant dans une atmosphère phosphorée, s'ils n'ont jamais pratiqué le trempage, échappent à la maladie ;

3° L'action des vapeurs de phosphore ne s'exerce pas sur l'économie entière ; elle ne peut être assimilée à un empoisonnement. C'est une action purement locale, qui ne peut être expliquée par la présence de l'arsenic dans le phosphore, ni par la transformation de ces vapeurs en acide énergique ; elle est due à une autre cause encore inconnue, probablement au phosphore lui-même en vapeur, à l'état de particules très-tenues ;

4° Pour s'expliquer nettement la différence des effets des vapeurs phosphorées qui s'observe dans les fabriques de phosphore et dans les fabriques d'allumettes, il faudrait d'abord savoir si ces émanations sont les mêmes dans les deux cas. A en juger par l'odeur seule, il nous semble qu'elles doivent être très-différentes. Nous croyons que dans les fabriques de phosphore c'est l'acide qui domine, dans les autres, c'est le phosphore. Mais même en admettant les émanations de phosphore produites dans ces deux sources comme étant de même nature, on peut s'expliquer leur différence d'action par la différence des conditions du travail dans les deux industries ;

5° Il est urgent que le Gouvernement intervienne dans l'industrie de la fabrication des allumettes pour y introduire les réformes de nature à diminuer ou à lui enlever ses dangers ;

6° La substitution du phosphore rouge au phosphore amorphe dans la fabrication des allumettes serait sans doute le meilleur moyen de soustraire les ouvriers aux funestes effets des émanations phosphorées, mais ce moyen ne présenterait peut être pas, au point de vue de la sécurité publique, tous les avantage qu'on en attend ;

7° On pourrait très-probablement trouver, dans un ensemble de mesures du genre de celles que nous avons indiquées plus haut, des préservatifs suffisants contre les dangers provenant des émanations du phosphore dans les fabriques d'allumettes.

(*Extrait de la* GAZETTE MÉDICALE DE LYON.)

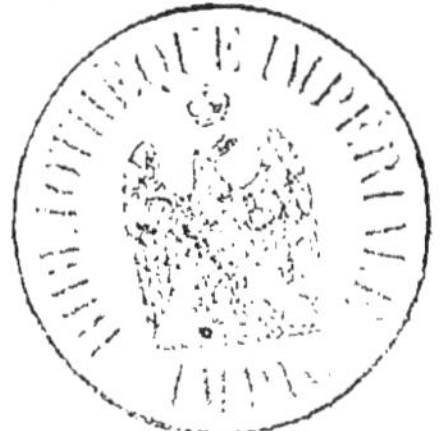

www.ingramcontent.com/pod-product-compliance
Ingram Content Group UK Ltd.
Pitfield, Milton Keynes, MK11 3LW, UK
UKHW022151190726
13855UKWH00004B/1433